AF324816

LE

COURAGE MÉDICAL

DISCOURS

PRONONCÉ

DEVANT L'ÉCOLE DE MÉDECINE DE MONTPELLIER

le 15 février 1866

À L'OCCASION DES RÉCOMPENSES ACCORDÉES AUX ÉTUDIANTS QUI SE SONT
DISTINGUÉS DANS LA DERNIÈRE ÉPIDÉMIE DE CHOLÉRA

PAR

le Professeur FONSSAGRIVES

MONTPELLIER

IMPRIMERIE TYPOGRAPHIQUE DE GRAS

1866

LE

COURAGE MÉDICAL

Messieurs,

Je n'avais qu'un titre pour prendre la parole dans cette belle et émouvante solennité, que rehaussent à la fois et la grandeur morale de son but et l'éclat du concours distingué dont elle est l'occasion : c'est d'avoir appartenu de fait, et d'appartenir encore de cœur, à ces populations maritimes au secours desquelles vous avez si généreusement volé ; mais, puisque ce titre a paru suffisant, je veux vous dire que, devenu moi-même et indirectement votre obligé, je suis heureux de trouver une occasion publique d'acquitter ainsi, du même coup, et ma dette et la leur.

Vous venez, Messieurs, par votre conduite cou-
rageuse, d'ajouter une belle page à l'histoire de notre
École, et les populations du midi de la France ont
compris, une fois de plus, que, si elle est toujours un
foyer de lumière médicale, elle est aussi une pépi-
nière d'hommes dévoués, et que les nobles traditions
des Deidier, des Berthe, des Chicoyneau, des Verny,
des Caizergues, des Lafabrie, des Broussonnet, etc.,
y sont religieusement conservées. Quelle est, en effet,
l'épidémie qui ne puisse revendiquer honorablement
le nom de quelqu'un des nôtres? Maîtres et élèves se
sont disputé l'honneur d'y figurer au premier rang;
et tous, revenant au sein de l'École qui les avait en-
voyés, lui ont respectueusement rapporté le lustre
dont la reconnaissance publique a justement entouré
leur nom. Tout, en effet, est solidaire entre nous, et
c'est là ce qui me justifie du sentiment d'orgueil que
me fait éprouver votre noble conduite; si l'honneur
vous en est bien personnel, il vient, en effet, grossir
ce fonds de dévouement qui est le patrimoine glorieux
de notre École, que nos devanciers ont enrichi, et que
nos successeurs ne laisseront pas s'amoindrir. La
mémorable peste de Marseille de 1720; l'épidémie
de fièvre jaune de l'Andalousie, au commencement
de ce siècle; le choléra de 1835; les épidémies suc-
cessives et plus récentes de suette miliaire qui ont
ravagé les départements du Midi, sont autant de cir-

constances émouvantes où s'est affirmée la continuité
de ces traditions glorieuses. Aux unes se rattachent
des noms qui appartiennent déjà à l'histoire de la médecine, aux autres des noms d'élèves dont plusieurs
sont devenus des maîtres ; et, pour ne parler que du
choléra, ce fléau mystérieux qui étonne le courage
des médecins sans l'ébranler, j'aime à rappeler que
notre illustre Delpech, poussé par l'attrait du savoir
et par l'attrait plus grand encore d'être utile, et pres-
sentant que le choléra ne tarderait pas à franchir la
Manche, alla résolûment au-devant de lui en Écosse
et en Angleterre, et interrogea, l'un des premiers
parmi nous, ce sphinx indien dont la cruelle énigme
est demeurée aussi entière qu'au premier jour ; que
les professeurs Dubrueil, Rech, et le docteur Jaumes,
qui devait plus tard remplir avec tant de distinction
une des chaires de cette École, ont dignement sou-
tenu l'honneur de notre Faculté, et, enfin, qu'en se
rendant spontanément à Avignon, en 1854, le professeur Dupré ne voulut pas qu'une seule épidémie
passât sans que le nom de Montpellier y fût attaché.
Je vous parlais de la suette : vous connaissez ce fléau
et il vous connaît aussi ; vous courez partout où il
lève la tête, et ces épidémies auxquelles se rattachent
les noms des professeurs Dumas, Fuster et Alquié,
et des agrégés Barre, Bourdel et Girbal, vous ont
toujours vus vous disputant, par une généreuse ému-

lation, l'honneur d'aller les combattre. Il y a un an à peine, cette enceinte entendait, mêlés à des applaudissements, les noms des élèves qui s'étaient distingués dans les épidémies de suette de Montagnac et de Florensac ; elle va bientôt saluer avec la même émotion les noms de ceux d'entre vous qui avez essuyé les épidémies d'Arles et de Toulon, en y associant celui de M. le professeur agrégé Jacquemet, qui a été spontanément partager votre belle mais périlleuse mission. En présence d'un passé si méritoire, d'un présent si glorieux, qui pourrait ne pas envisager l'avenir avec confiance et douter que notre École est désormais à la hauteur de tous les dévouements? Nous le croyons fermement, et nous, vos maîtres et vos admirateurs, après vous avoir suivis avec la sollicitude fière mais inquiète de la paternité scientifique au milieu des dangers de cette nouvelle épidémie, nous pouvons aujourd'hui nous livrer sans réserve au sentiment d'un orgueil légitime, et nous vous disons : « Ce que vous avez fait là, jeunes gens, est vraiment beau; vous inaugurez bien cette carrière d'abnégation que vous avez choisie, et vous venez de montrer que vous en étiez dignes. Désormais, il n'est pas de périls qui soient au-dessus de votre courage ; vous pourrez vous mesurer avec tous, et, si nous vous offrons en exemple à vos camarades qui voudront marcher sur vos traces, nous vous montrons aussi, avec une fierté qui ne

cherche pas à se contenir, à cet auditoire si sympathique, dans lequel, je le sens, tous les cœurs battent
à l'unisson, comme vont battre toutes les mains quand
seront proclamées les récompenses accordées à votre
courage.

Je devrais, Messieurs, m'arrêter ici, ou tout au
plus raconter, dans ces termes simples qui convien-
nent aux belles choses, l'acte de dévouement que
vous venez d'accomplir; dire avec quel élan désin-
téressé vous avez répondu à l'appel qui vous était fait;
avec quelle juvénile ardeur vous avez sacrifié, pour
cette mission austère, et les joies si bien méritées du
repos au foyer de la famille et la sécurité qui leur
donnait un nouveau prix. Si les vacances ne vous
avaient disséminés, nous aurions eu à lutter contre
votre impatience de dévouement, et, dans l'impossibi-
lité de contenir cette glorieuse indiscipline, il aurait
fallu vous laisser partir tous. Qu'ai-je besoin de rappeler votre attitude en présence de l'épidémie? Les
populations de Toulon, d'Arles, de la Grand'Combe,
vous ont vus à l'œuvre, et elles ont battu des mains,
et les mille voix de la presse se sont faites les échos
et de votre belle conduite et de leur gratitude. Tout
cela est d'hier, tout cela vit, se sent, s'admire encore et n'a nul besoin qu'on le répète. Non, Messieurs, je n'ai pas ce dessein; j'en ai un plus digne
de vous peut-être: au lieu de vous parler de ce que

vous avez fait, je trouve plus utile de vous parler de ce que vous avez à faire et de reporter votre pensée de la satisfaction du devoir rempli à l'intelligence des nouveaux devoirs à remplir.

Nous avons le privilége (et qui de nous n'en serait fier ?) d'appartenir à une profession vraiment élevée, parce qu'elle est vraiment humaine; vraiment pénible, parce qu'elle repose tout entière sur l'abnégation ; une profession dans laquelle il faut être toujours prodigue de soi ; une profession qui est grande par ce qu'elle donne, grande aussi par ce qu'on lui refuse, et qui, si elle est souvent récompensée comme elle l'est aujourd'hui, a parfois aussi à se contenter des mâles dédommagements du devoir accompli.

Un écrivain enlevé tout récemment aux lettres françaises, et dont le talent sobre et châtié s'est toujours inspiré aux sources pures du bon goût, Alfred de Vigny, a écrit un livre auquel il a donné ce titre : « *Grandeur et servitude militaires.* » Il faudrait aussi en écrire un sous cet autre titre : « *Grandeur et servitude médicales.* » Grandeur par l'objet même de la médecine, qui est l'*homme*, ce roi dépossédé dont parle Pascal, mais enfin ce roi ; grandeur par le but, qui est la conservation de sa vie ; grandeur par les moyens, en lesquels doivent se réunir toutes les facultés du cœur et toutes les puissances de l'esprit ; grandeur par son désintéressement, en ce que rien ne paye à leur valeur les anxiétés qu'elle cause et les sacrifices qu'elle coûte... Voilà, sans doute, bien des grandeurs; mais aussi que de servitudes, qui deviennent, il est vrai, par un admirable arrangement, la source de grandeurs d'un autre ordre. Servitudes des sens, que tout contriste; servitudes de l'imagination, que refroidissent les réalités d'études devant lesquelles tombent tous les voiles; servitudes du cœur au contact journalier de la misère et des souffrances; servitudes d'une responsabilité dont les frontières sont toujours indécises; servitudes d'un labeur acharné; servitudes, en un mot, de l'existence tout entière. Voilà quels seraient les chapitres de ce livre, dans lequel tout vrai médecin pourrait lire son histoire. Puisse-t-il un jour tenter une plume digne des grandes choses qu'il devrait renfermer, une plume surtout tenue par un homme qui pourrait parler, comme vous, avec l'autorité du devoir accompli et du dévouement consommé! Vous venez d'écrire vaillamment une page de ce livre, Messieurs; je la détache et je la lis devant vous; elle a pour titre: « *Le Courage médical.* » Vous montrer la nature de ce courage particulier, les sources où il se puise, les grandes choses qu'il fait accomplir et les récompenses qui l'attendent, tel est mon but. Si ces idées, développées devant cet auditoire, éveillent en lui quelque émotion sympathique,

je ne m'y méprendrai pas : tout cela vous sera dû ,
tout cela est à vous et je vous le reporte par avance.

« La grandeur d'âme, a dit Vauvenargues , est un
instinct élevé qui porte les hommes au grand, de quelque nature qu'il soit.» Et il ajoute plus loin : « Le
vrai courage est une des qualités qui supposent le
plus de grandeur d'âme. J'en remarque beaucoup de
sortes : un courage contre la fortune qui est philo-
sophie ; un courage contre la misère qui est patience ; un courage à la guerre qui est valeur ; un
courage dans les entreprises qui est hardiesse ; un
courage fier et téméraire qui est audace ; un courage
contre le vice qui est sévérité, un courage de réflexion,
de tempérament.» Où est la place du courage médical, qui est, lui aussi , un vrai courage, dans l'énu-
mération de ce penseur éminent qui, vous le savez ,
avait tenu la plume aussi vaillamment que l'épée ? Il
ne me sera pas difficile de la trouver, et vous l'avez
déjà pressentie vous-mêmes : ce courage est surtout
un courage de réflexion. Est-ce le moins grand ? Je
ne saurais le croire. Est-ce le plus grand ? Je n'ose-
rais le dire , tant j'estime que tout ce qui élève
l'homme au-dessus de lui-même et l'arrache, ne fût-ce
qu'un instant, au sentiment personnel et étroit du
danger qu'il va courir, est également digne de respect et d'éloges. Qu'il me soit cependant, permis de
faire ressortir devant vous , qui venez de le si bien

pratiquer, ce que ce courage calme et réfléchi a de
vraiment grand.

Milton, dans une des conceptions les plus gran-
dioses de son *Paradis perdu*, représente l'archange
Michel déroulant, sous les yeux d'Adam prévaricateur,
la longue chaîne des misères qui doivent accabler sa
descendance et lui ouvrant les perspectives lugubres
d'un hôpital. Voilà notre champ de bataille à nous :
c'est là que nous luttons contre un ennemi invisible
qui frappe traîtreusement ses coups, en se cachant ;
là que nous remportons nos victoires, qui sont les
belles et pures victoires de l'humanité ; là aussi que
nous subissons nos défaites ; là que nous avons si
souvent à nous défendre contre les tristesses du cœur
et les découragements de l'esprit ; là que nous com-
battons pour la bonne cause et que nous nous for-
mons à cette école stoïque du mépris de la mort ;
c'est là, enfin, que nous tombons, quelquefois sans
gloire pour nous, jamais sans profit pour l'exemple.
Là, le médecin, tout entier aux autres, n'a pas une
pensée qui se rapporte à sa sécurité propre, et si
l'épidémie qu'il combat a, ainsi que cela arrive si souvent, le funeste privilège de se transmettre par con-
tagion, il l'oublie, ou du moins il ne songe à s'en
souvenir que le lendemain, quand, l'hécatombe finie,
la science enregistre froidement, et comme des com-
pensations pour l'avenir, les enseignements que cette

douloureuse épreuve lui a fournis. Respirer l'air con-
taminé des salles d'hôpitaux, s'y nourrir de ces spec-
tacles douloureux dont l'habitude émousse à peine la
tristesse, se pencher sur le lit des malades, leur don-
ner ces soins dont on aura peut-être besoin soi-même
dans une heure, étonner la mort à force d'héroïque
insouciance, quelquefois même risquer sa vie par des
épreuves d'inoculation, dans le but de rassurer les
esprits et de raffermir ces liens d'une solidarité d'assis-
tance que la crainte relâche trop souvent; et, si ce
n'était assez de tant de dangers, aller braver la mort
jusque dans son sanctuaire et lui demander, par de
périlleuses investigations, le secret des coups qu'elle
a frappés ; en un mot, s'oublier généreusement et se
prodiguer pour les autres, voilà le courage médical, ce
courage calme et réfléchi que chaque épidémie nouvelle fait surgir.

Mais ce n'est pas toujours seulement un courage
de réflexion, quelquefois aussi c'est un courage d'abstention ; et il se montre avec ce double caractère et
dans toute sa grandeur, dans ces luttes mémorables
où le médecin, associé aux entreprises du soldat ou
de l'homme de mer, partage leurs dangers. Mais dans
quelles conditions différentes! D'un côté, la lutte
corps à corps, poitrine contre poitrine, loyalement, en
plein soleil ; le fracas des armes : un drapeau, sym-
bole de l'honneur national, que l'on attaque ou que

l'on défend ; la terre sainte du pays de laquelle on
repousse la souillure d'un pied étranger ; de la gloire
qui enivre ; de l'enthousiasme qui entraîne ; une
fumée guerrière qui voile les grandes et sublimes
horreurs du combat ; en un mot, l'action, le mouve-
ment, le bruit, les glorieuses colères ; de l'autre
côté, l'incertitude des péripéties de la lutte ; les anxiétés de l'esprit qui doit, quoi qu'il lui en coûte, rester
calme et en possession de lui-même ; l'obscurité
d'une cale encombrée de blessés ; l'aspect douloureux
et sanglant d'une ambulance ; là tout ce qui fait battre
plus vite le cœur, ici tout ce qui le resserre et l'at-
triste. Mais pourquoi cette comparaison ? Les missions
sont différentes, le mérite est le même ; tous les
courages sont frères et ont la même source. Qui
peut l'un peut l'autre, et Larrey l'a bien montré, lui,
aussi grand au milieu du fracas d'Héliopolis que
dans les muettes calamités de Jaffa, lui dont la main,
qui tenait si bien le bistouri, savait non moins bien
se servir d'une épée, quand l'ennemi serrait de trop
près ses ambulances. Et n'aurait-il pas été, lui aussi,
un vaillant guerrier, ce médecin dont la marine doit
conserver le souvenir, Saint-Hilaire, qui, dans le
désastre glorieux de Trafalgar — au moment où le
vaisseau *l'Achille*, allant sombrer, éteignait un à un
dans la mer ses héroïques canons — s'obstinait, dé-
daigneux de la mort, à panser son dernier blessé,

et, s'attachant stoïquement à lui, soldat du devoir médical, sauvait lui aussi son drapeau?.... Non, il y aurait impiété à mesurer ces dévouements, et cette croix, que l'on va attacher tout à l'heure sur la poitrine de l'un des vôtres, ne symbolise-t-elle pas, suivant la pensée de son glorieux fondateur, l'unité du courage sous la diversité des actions qu'il inspire?

Si notre courage est un courage de réflexion et d'abstention, il n'est pas, comme on le croit trop souvent, un courage d'impassibilité. Nous allons résolûment, il est vrai, là où la mort fait des victimes, sans les enivrements qui voilent le péril, sans l'exaltation qui le fait aimer; mais nous avons, nous aussi, qu'on le croie bien, toutes les attractions naturelles de la vie, et nous y tenons d'autant plus que nous en touchons du doigt tous les jours l'étonnante fragilité; nous y tenons par ce sentiment naturel, nous y tenons aussi par ces mille liens chers et pesants à la fois, dont les âmes les plus stoïques sentent l'attache, et notre courage n'est pas une habitude, mais un effort, c'est-à-dire une vertu. La Rochefoucauld a dit : « La mort est une chose épouvantable; elle ressemble au soleil et ne peut se regarder fixement. Tout ce que la raison peut faire pour nous contre la mort, c'est de détourner notre vue sur d'autres objets, et de nous engager à n'y point penser. » Certes, les médecins pratiquent cette ressource; mais l'habitude de voir la

mort frapper autour de soi n'émousse pas les sévé-
rités personnelles de ses menaces, et nul de nous
n'arrive, sans efforts, à cette intrépidité qu'un mora-
liste déclare, peut-être à tort, être le dernier terme du
courage. Nous éprouvons tous plus ou moins, en met-
tant le pied sur le domaine d'une épidémie, ce fris-
sonnement qui, à tout prendre, est humain, et qui au
lieu de déparer le courage lui donne un nouveau prix.
Un soldat illustre, dont l'héroïque valeur était prover-
biale en Europe, tremblait de tous ses membres au
commencement de chaque action, et, quand on s'en
étonnait, il disait avec un sourire calme : « Mon corps
tremble des dangers où mon âme va l'entraîner », et
son âme conduisait vaillamment son corps. J'aime
mieux, à la rigueur, ce courage qui est vertu et qui a
besoin de l'éperon de l'âme, que ce *courage de tempérament* dont je parlais tout à l'heure, d'après Vauvenargues.

Au reste, il ne faudrait pas croire que le médecin
est sans entraînements au milieu d'une épidémie; il
en a de deux sortes : entraînements de l'esprit, entraînements du cœur. Les uns le portent par un irré-
sistible attrait, celui de la vérité scientifique, à scruter
la nature des fléaux qu'il combat, et les pures jouis-
sances de l'étude atténuent pour lui, et dans une
certaine mesure, l'horreur des tableaux qui se dérou-
lent sous ses yeux; les autres viennent du cœur,

ce quelque chose qui vaut encore mieux que l'intelligence, et ils l'associent, par les liens d'une commisération émue, aux souffrances des autres et lui inspirent l'ardent désir de les soulager. « Si la médecine a dit excellemment M. Max Simon, est l'art de soulager les hommes, elle est aussi l'art de les plaindre. » Et qu'est-ce que la pitié chez le médecin, si ce n'est le cœur révélé par le dévouement? Les grandes pensées viennent de là, a-t-on dit; celle qui vous a emportés à Toulon et à Arles, insoucieux du danger, avait manifestement le cachet de cette belle origine. Le courage d'entraînement porte au-devant de l'épidémie, le courage de réflexion et de devoir donne ce qu'il faut pour la bien combattre, et vous les aviez tous les deux. A quel âge, d'ailleurs, aussi bien qu'au vôtre, trouverait-on ces élans généreux, qui sentent l'enthousiasme de la jeunesse et donnent au devoir rempli une sorte de caractère inspiré? Comme le vers immortel d'Horace vous a bien peints, avec toutes vos belles aspirations comme avec tous vos défauts, que nos qualités envient presque! Le joug de la dépendance vous pèse, c'est vrai; mais aussi comme vous secouez fièrement celui des sentiments étroits et égoïstes! Vous êtes de cire vers les entraînements; mais aussi quels beaux emportements vers ce qui est bon et généreux! Vous êtes prodigues de votre argent, *prodigus æris*; mais aussi combien vous êtes

prodigues de vos veilles, de votre santé, de votre vie
même ! Et quand vous dépensez tout cela, comme
vous venez de le faire, pour une belle cause, ne vous
défendez pas de cette prodigalité, soyez-en fiers, et
faites volontiers le vœu de ne vous en corriger jamais.
Age heureux que le vôtre, où on arrive au bien sans
efforts, en se laissant faire ; et que sert de vieillir pour
se sentir moins bon !

Vous êtes, Messieurs, vous et vos camarades des
autres Écoles, les recrues de cette milice de vingt
mille médecins qui, debout sur le sol de notre France,
attendent les fléaux de Dieu de quelque côté qu'ils
viennent, quels qu'ils soient : choléra, suette, fièvre
jaune, et, si le pays lui rend cette justice qu'elle fait
bien son service et qu'elle ne connaît ni défaillances,
ni désertions, il applaudit aussi à votre jeune courage,
et il sait bien qu'il peut compter sur vous pour l'avenir. Vous entrerez bientôt dans cette armée du devoir,
et vous verrez qu'elle n'a pas à redouter, pour que
son courage s'amollisse ou que son énergie diminue,
les épreuves énervantes d'une longue paix. Le temple
de Janus des épidémies est toujours ouvert, et
chacun de vous, qu'il se rassure, aura plus d'un
combat à livrer. Quand une contrée sort des étreintes
d'un fléau, une autre les subit ; quand une épidémie
cesse, une autre (loi mystérieuse !) surgit et appelle
de nouveaux efforts. Hier c'était Toulon, aujourd'hui

c'est Cherbourg, Lorient, Brest, noms remplis pour moi de chers souvenirs et de vives sollicitudes. Les lieux ont changé, le dévouement est le même. Et au moment même où je parle, là-bas, au delà de l'Atlantique, des populations de notre race et de notre sang se débattent sous les coups du choléra, et comme toujours elles admirent le courage des médecins de la marine, et elles répètent avec reconnaissance le nom de l'un des vôtres, un jeune homme de votre âge (l'âge des beaux entraînements), qui vient de succomber au fléau, laissant en même temps un exemple et des regrets. Il est tombé comme chacun de vous eût pu tomber, comme est tombé votre ancien condisciple le docteur Aquarone, comme sont tombés quelques-uns de vos courageux camarades de Paris et de Toulon, montrant que la jeunesse de nos Écoles se vaut partout et a partout le même cœur et la même générosité.

Où s'alimente donc ce courage qui, à notre époque trop calomniée, fait germer tant et de si beaux dévouements? Il a une source belle, pure, intarissable, c'est le devoir; grand mot et grande chose à la fois, dont le principe et la récompense sont cachés au plus intime de notre être. C'est lui qui nous place à notre poste dans la société, et quand ce poste est dangereux nous devons y rester fermement, quoi qu'il arrive. Je ne sais, Messieurs, si vous avez lu comme

moi, dans votre enfance, et si vous en avez été émus
comme moi, le fait de cette sentinelle russe qui, pla-
cée sur le bord de la Newa et oubliée pendant un
débordement du fleuve, vit le flot monter, monter
peu à peu jusqu'à elle, et, interrogeant vainement
l'horizon, ne devança pas l'ordre qui devait la relever
et se laissa stoïquement noyer dans sa guérite. « Courage inutile et passif », dira-t-on ; courage utile, répon-
drai-je, parce qu'il est une grande idée et un grand
exemple, et qu'une idée qui s'affirme par le sacrifice
de la vie est toujours féconde. Nous aussi nous
sommes, en temps d'épidémie, des sentinelles que
le devoir a placées : le flot du danger monte, que
celui qui nous a mis là nous relève : faisons comme
le soldat russe et nous aurons bien fait.

Jusqu'ici, Messieurs, je ne vous ai parlé que
des grandes batailles que nous livrons, et notre âme
s'élève aisément alors à la hauteur de ces dangers
exceptionnels. Il est un courage moins éclatant, mais
plus difficile et plus méritoire peut-être : c'est celui
qui nous fait remplir dignement les obligations mo-
notones et journalières de la profession médicale, celui
qui met en jeu l'héroïsme de la patience et des petits
efforts. Qui n'a pas affronté cette épreuve décisive
n'est pas complétement sûr de son courage. Quelle
force nous élèvera au-dessus des aridités, des frois-
sements que nous trouvons à chaque pas ? Qui nous

débarrassera des calculs intéressés de notre bien-
être et de notre repos? Qui nous attachera à la
glèbe d'un dévouement obscur et d'un travail obs-
tiné? Le devoir; et que pourrions-nous sans ce
mobile? C'est lui qui nous trace la limite de nos efforts, qui les soutient, qui leur donne une sanc-
tion et un but; qui inspire, en un mot, ce courage pra-
tique, quotidien, qui ne promet pas de grands enivrements à l'âme, mais qui la place dans une sérénité
pleine de contentements. Vous avez été capables du
premier de ces courages, vous serez capables de
l'autre.

Mais il est une condition pour que ce courage soit
utile et n'aille pas se perdre dans ces régions éle-
vées mais infécondes des aspirations spéculatives vers
le bien. L'art auquel nous avons *dévoué* notre vie,
je vous le disais tout à l'heure, est un art humain par
excellence, et il a pour objet l'homme dans la formule
la plus concrète de ses besoins, de ses souffrances,
de sa misère. Que deviendrait votre courage, s'il
n'était un courage éclairé? Ce serait une commisera-
tion et non plus un secours. Vous avez le cœur d'où
part l'impulsion des belles actions (vous venez de le
montrer); il faut que vous ayez aussi l'instruction qui
les rend utiles, et cette instruction, vous le savez, ne
s'acquiert que par un travail incessant. Les médecins
dignes de ce nom meurent sur cette brèche ou sur

celle des épidémies. Je vous disais l'autre jour, dans une de mes leçons, et avec une émotion orgueilleuse, quelle était la misérable longévité que les statistiques attribuent à notre profession : veilles, inquiétudes, travail, épidémies, tout contribue à abréger notre carrière. C'est là notre gloire, et nous y tenons, et nous ne voudrions pas qu'il en fût autrement. Les soldats mutilés aiment à montrer leurs blessures; le corps médical a le droit aussi de parler de ses fatigues, de ses tristesses, des vides multipliés que la mort fait dans ses rangs, et d'appeler sur l'art auquel il se dévoue une considération qui lui est due. Mais revendiquer un droit, c'est affirmer un devoir, et le nôtre est de travailler toujours et de travailler sans relâche. D'autres générations médicales jouiront peut-être des tranquillités d'une science en possession d'elle-même, complètement sûre de ses principes, jouissant de la vérité que nous aurons, pour notre part, contribué à leur conquérir. Ces douceurs ne sont pas faites pour la nôtre; elle n'a pas de repos, et, dans sa marche fiévreuse, elle nous entraîne, nous les travailleurs de ce siècle; nous faisons, nous défaisons, nous accumulons des matériaux pour un édifice inconnu : un voile remplace un autre voile, mais nous sentons que nous marchons; sur ce terrain mobile, qui n'avance pas, recule. Il ne faut pas reculer; l'instruction d'un médecin n'est jamais suffisante: l'horizon du sa-

voir recule sans cesse devant lui, et, pour que son courage porte tous ses fruits, il faut qu'il agisse toujours
à la lueur d'une intelligence impatiente de connaître.
« *Mehr licht!* » Encore plus de lumière ! Ce mot, le
dernier qui soit tombé de la lèvre mourante de Gœthe,
doit être votre devise, doit également être la nôtre à
nous, vos maîtres, qui sommes aussi des étudiants
comme vous, avec plus de savoir et moins de jeunesse.

En tout, le dévouement, Messieurs, appelle la récompense, et ne craignez jamais que le vôtre ne la
rencontre pas. Des dignités, de la considération, un
nom que l'on répète avec attendrissement et respect,
tout cela est promis au courage médical, et la solennité qui nous réunit en est la preuve ; mais il est
des récompenses plus intimes et plus durables et qui
ne font jamais défaut. « Sur cette terre éclairée du
soleil, a dit Schiller, la trace des actions s'évanouit
aisément comme s'efface sur le visage une fugitive
expression ; mais rien n'est perdu ni évanoui de ce
que les Heures, reines mystérieuses, recueillent dans
leur sein qui crée en silence. Le temps est un champ
fécond où tout est fruit, tout est semence. » Le fruit,
pour le médecin qui se dévoue, c'est, en dehors de
ces belles récompenses, le sentiment du devoir accompli ; la semence, c'est l'exemple qu'il donne. Eh
bien ! le travail qui est le dévouement à la science,

porte aussi ces fruits heureux du contentement, et il
ne les mesure pas pour celui qui sait les lui demander.
Vous connaissez le mot émouvant d'Augustin Thierry,
de cet aveugle qui, à la fin d'une carrière si bien rem-
plie, proclamait le travail un bien plus précieux que
tout : que la fortune, que la santé, que la vue même !
Et cela est si vrai, que celui qui goûte les joies pures
du travail éprouve une sorte de confusion quand on
exalte devant lui son dévouement à la science. Reculer les limites du possible en médecine, dissiper les
obscurités, faire sortir la vérité lumineuse de la gan-
gue d'erreurs dans laquelle elle est cachée, aller à la
conquête de ressources nouvelles pour guérir ou tout
au moins pour soulager davantage, voilà ce que le
travail demande au médecin en retour des compensa-
tions qu'il lui donne. Il est des professions où, rendu
à un certain degré de maturité et de savoir, on peut
se dire : « Je suis arrivé, je n'ai plus rien à apprendre. »
Il n'en est pas de même de la nôtre, ne pas savoir
tout ce qu'on eût pu apprendre, c'est être ignorant ;
et être ignorant, on l'a dit, c'est être coupable. Les
vrais médecins sont ceux en qui se réunissent, par
une belle harmonie, la lumière de l'esprit et la chaleur
du cœur, et vous serez de ceux-là.

Un mot encore, Messieurs, et je m'arrête sur cette
pente où vous m'avez entraîné. Vous êtes dans l'âge
de ce dévouement naturel qui jaillit spontanément du

cœur, qui s'ignore quelquefois lui-même ; mais vous êtes aussi dans l'âge de ces vives et chaudes amitiés qui font d'un avantage pour quelques-uns des vôtres un avantage pour tous ; admirable solidarité qui met tout en commun ! C'est la base de cet esprit de camaraderie que vous devez réchauffer avec soin, parce qu'il est la vie affective des écoles, comme l'esprit de travail et d'émulation en est la vie intellectuelle. Cette journée est donc une belle fête de famille pour nous tous ; elle doit resserrer étroitement les liens, déjà si étroits, des maîtres avec les élèves et des élèves entre eux, et l'honneur d'avoir porté la parole dans cette solennité demeurera pour moi l'un des souvenirs les plus doux de ma carrière.